GUY AINÉ,

NATURALISTE,

PRÉPARATEUR D'ANATOMIE ARTIFICIELLE

DE LA FACULTÉ DE MÉDECINE DE PARIS ET DU VAL-DE-GRACE,

MODELEUR DE L'ACADÉMIE DE MÉDECINE,

Fournisseur des Musées et Ecole de médecine secondaire de France;

DE PLUSIEURS UNIVERSITÉS ÉTRANGÈRES, ETC.

ANATOMIE EN CIRE,

ANATOMIE HUMAINE ET COMPARÉE,

PHRÉNOLOGIE, HISTOIRE NATURELLE.

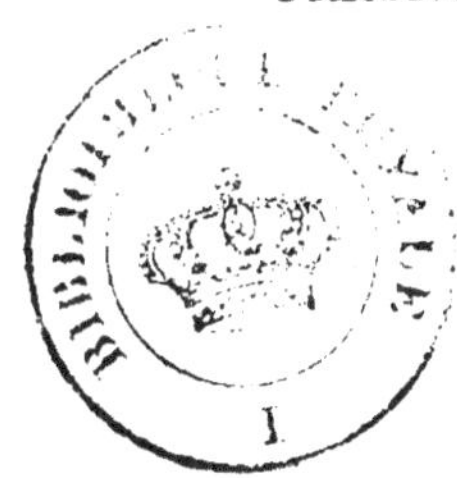

PARIS,

RUE DE L'ÉCOLE-DE-MÉDECINE, 4.

MAI 1845.

PARIS. — IMPRIMERIE DE J.-B. GROS, RUE DU FOIN-SAINT-JACQUES, 18.

PROSPECTUS.

Depuis longtemps on a cherché à imiter l'organisation des animaux , et aujourd'hui surtout on se livre plus que jamais à ce genre d'industrie. Mais on n'a jamais réuni toutes les conditions qu'exige l'imitation la plus parfaite de la nature , conditions qui consistent dans la forme, la couleur, la légère transparence de la plupart des tissus, les rapports, les connexions des diverses parties représentées , et la facilité de séparer, de réunir ces parties.

Toùt ce qui est cartonnage est à tel point imparfait, surtout sous le rapport de la couleur et de la transparence, que toutes les pièces obtenues par ce moyen font à peine naître l'idée de ce qu'on a voulu représenter : car la couleur et ses innombrables nuances, ainsi qu'un léger degré de diaphanéité, sont ce qui donne aux diverses pièces d'anatomie normale, et surtout à celles d'anatomie pathologique, ce caractère spécial qui rend le mieux la nature (avantages que jusqu'ici la cire seule a pu réunir). Décolorez, rendez opaque la représentation de la plupart des tissus altérés, et cette représentation n'offrira aucun des traits qu'elle est destinée à retracer ; colorez-la d'une manière défectueuse, et elle vous transmettra des idées fausses, pires cent fois que l'absence de toute idée. Ainsi, rien de ce qui a été fait jusqu'à ce jour n'est propre à satisfaire le désir ou le besoin qu'on peut avoir de remplacer la nature par son imitation fidèle ; car toutes ces pièces en carton sont à la nature ce qu'est à la sculpture l'art de fabriquer des poupées.

Hâtons-nous cependant de dire, comme un hommage rendu à la vérité, qu'abstraction faite de la transparence et de quelques nuances de couleur, M. le docteur Broc a fait le premier (en 1818) un homme artificiel décomposable, qui ne laisse absolument rien à désirer Mais M. Broc n'a pas multiplié son travail, que le moulage, dit-il, ne pourrait reproduire que d'une manière fort imparfaite : de sorte que ses pièces, qui ne sont point dans le commerce, ne peuvent pas entrer en concurrence avec celles que le public peut se procurer. Il n'a travaillé que pour la science, qui n'entend rien en spéculation.

Moi qui spécule, puisqu'enfin la confection de pièces en cire est mon état, je me suis toujours efforcé de me rapprocher le plus possible de la science, en m'éloignant autant que je l'ai pu de cette pratique routinière dans laquelle on s'efforce toujours de faire le plus, sans jamais chercher à faire le mieux. Exclusivement occupé à copier la nature, que je n'ai cessé et ne cesse d'avoir sous les yeux, docile aux conseils des médecins dont j'ai toujours eu soin de m'entourer ; j'ai successivement imprimé à mes ouvrages le caractère de perfection progressive qu'offrent les travaux de tout artiste consciencieux ; c'est à la faveur du soin, de l'attention et de l'expérience que je suis parvenu à bien faire, et j'ai eu enfin l'avantage, bien flatteur sans doute, de satisfaire deux corps savants dont on ne contestera pas, je crois, la compétence : l'École et l'Académie de Médecine. Préparateur d'anatomie auprès de l'une, et modeleur auprès de l'autre, je suis conduit à exécuter des travaux de l'ordre le plus élevé, soumis moi-même au jugement des hommes les plus éclairés.

Tels doivent être, pour ceux qui désireront avoir des pièces aussi propres que possible à tenir lieu de la nature, les sûrs garants du soin et de l'exactitude que j'apporte aux préparations des ouvrages qu'on me demande, et de ceux que j'exécute d'après le pressentiment du besoin qu'on peut en avoir.

Des bruits malveillants, tendant à faire croire que j'avais quitté les affaires, ayant été répandus dans le commerce, et une personne autrefois intéressée dans ma maison en ayant profité pour insinuer qu'elle continuait d'exploiter mon cabinet, j'ai cru devoir, dans l'intérêt de la vérité comme dans le mien propre, publier ce prospectus, afin de prémunir mes clients contre ces assertions mensongères. Non-seulement je n'ai pas quitté les affaires, mais depuis quinze ans, je n'ai pas un seul instant discontinué mes travaux, profitant et des découvertes des savants, et de l'expérience d'une longue pratique, pour y apporter chaque jour quelque amélioration nouvelle. Aussi ai-je toujours conservé depuis cette époque la fourniture des écoles et musées non-seulement des principales villes de France, mais je pourrais dire du monde entier, et c'est de mon cabinet seul que sont sorties toutes les préparations anatomiques que l'on peut y remarquer, et non d'aucun autre, comme ont cherché à le faire croire l'envie et la jalousie.

Voici l'indication des principales préparations qui se rencontrent habituellement chez moi.

MODÈLES EN CIRE D'ANATOMIE ET DE PATHOLOGIE,

Exécutés par GUY aîné, préparateur de la Faculté de Médecine de Paris, du Val-de-Grâce, etc., etc.

ANATOMIE.

	FR.
OEil (*quatre fois nature*), ses membranes se déploient.	35
OEil (*coupe médiane*), démonstration des fonctions visuelles. . .	35
Oreille interne et externe (*deux fois nature*) se démontant en plusieurs pièces.	35
Oreille interne et moyenne, avec préparation des nerfs et artères.	30
Cerveau avec la dure-mère.	90
Cerveau avec la pie-mère.	90
Hémisphère gauche du cerveau.	80
Anatomie du cerveau (*pièces mobiles*).	150
Les deux lobes du cerveau retenus par le corps calleux. . . .	100
Cerveau avec la moelle épinière dans toute son étendue ; origine des nerfs spinaux.	160
Tête offrant la préparation des veines, artères et nerfs de la face, de l'œil et de l'oreille.	160
Moitié de tête avec la préparation, soit des nerfs, soit des veines et artères.	80

Préparation des muscles de la tête, de la face et du cou, avec les nerfs et artères. . . . . **220** FR.

Préparation offrant la tête coupée pour montrer le cerveau, et la poitrine ouverte, contenant le cœur s'ouvrant en plusieurs parties. **350**

Larynx avec une portion du pharynx, la trachée-artère et les bronches. (Il s'ouvre pour montrer les cordes vocales.) . . . **20**

Anatomie du cœur et de ses gros vaisseaux. (*Il s'ouvre pour montrer l'intérieur des ventricules.*) **70**

Anatomie des organes du goût et de l'odorat. **60**

Coupe médiane de la tête et du cou. **120**

Région cervicale superficielle. **100**

Région cervicale profonde. **120**

Région axillaire. **90**

Région de l'aine. **100**

Région du périnée de l'homme. **160**

Région du périnée de la femme. **160**

Glande mammaire. **65**

Système pulmonaire en rapport avec le cœur. **250**

Articulation de l'épaule. **80**

Articulation du coude. **60**

Articulation du poignet. **50**

Articulation coxo-fémorale. **80**

Articulation du genou. **60**

Articulation tibio-tarsienne. **60**

Démonstration des principaux réservoirs chylifères. **90**

Bassin de l'homme et les organes qu'il renferme, s'ouvrant pour montrer les parties internes. **320**

Bassin de la femme et les organes qu'il renferme, s'ouvrant également. (*L'utérus contient le produit de la conception au troisième mois.*) **320**

Moitié de bassin avec les vertèbres lombaires, offrant un rein ouvert et les organes de la génération internes et externes chez la femme. (*L'utérus ouvert à l'état de vacuité.*) **150**

Appareil urinaire mâle. **60**

Appareil urinaire femelle. **60**

FR.

Appareil digestif complet , depuis la bouche jusqu'à l'anus. . . 350
Préparation de la masse intestinale, avec les nerfs, glandes, vais-
    seaux sanguins et lymphatiques. 300
Tous les organes contenus dans la poitrine, le bas-ventre et le
    bassin, dans leur situation respective et leur rapport entre eux. 600
Vaisseaux lymphathiques du foie et de l'estomac. 90
Anatomie de l'extrémité thoracique. 200
Anatomie de l'extrémité abdominale. 300
Autopsie complète. 1500
Centre nerveux céphalo-rachidien (*Cette préparation de l'arbre cé-*
    phalo-rachidien est exécutée d'après les recherches de M. le pro-
    fesseur Cruveilhier). 300
Nerf trisplanchnique ou grand sympatique. (*Préparation d'après*
    M. le docteur Manec). Le cœur est mobile et s'ouvre pour mon-
    trer l'intérieur des ventricules. 650
Écorché (*de grandeur naturelle*) offrant les muscles et les vaisseaux
    de la couche superficielle. 3000
Autre écorché montrant les muscles et les vaisseaux de la couche
    moyenne, d'un côté, et de l'autre ceux de la couche profonde. . 3000
Vénus (*de grandeur naturelle*) Elle se compose de 85 pièces que l'on
    peut détacher ; les muscles et les vaisseaux de la couche superfi-
    cielle y sont représentés. En enlevant la paroi antérieure du
    ventre, on trouve tous les organes que renferment les cavités
    thoracique et abdominale. Chaque organe peut s'enlever séparé-
    ment ; l'utérus contient le produit de la conception au troi-
    sième mois. 4500

PATHOLOGIE.

Maladies syphilitiques (*collection de 100 pièces*). 5000
Maladies de la peau. . . . . }
Maladie des poumons. . . . . } (1)

---

(1) Le nombre de pièces de ces collections étant indéfini, on ne peut déterminer
le prix que sur une demande spéciale, fixant le nombre et la nature des pièces que
l'on désire.

Maladies des yeux et des paupières (collection de 89 pièces réunies FR.
dans 5 cadres en bois d'ébène à fonds de velours, ou dans des
boîtes-livres) (1). 650
Maladies de l'utérus, douze pièces également dans un cadre en
bois d'ébène, ou dans des boîtes-livres. 150
Démonstration des divers procédés dans l'opération de la cata-
racte. 100
Hernie entéro-épiploïque,   pièces mobiles. 50
Hernie entérocèle,   *idem*. 50
Hernies ombilicale, crurale et inguinale , *idem.*   (*sur la*
même pièce). 80

ACCOUCHEMENTS.

Les neuf époques mensuelles de la grossesse, un utérus à l'état de
vacuité et un bassin (*en cire*) — (pièces mobiles). 500
Circulation du fœtus à terme. 100
Œuf humain avant trois mois de terme, pour démontrer la vési-
cule ombilicale. 40
Fœtus à six mois avec ses enveloppes et placenta. 50
Grossesses extra-utérine , tubaire et ovarique. 60
Opération césarienne. 250
Opération de la symphyse. 100
Mannequin en peau pour servir à la manœuvre des accouche-
chements, avec parties élastiques et fœtus. 70
Bassins viciés avec ligaments artificiels ; collection de douze
pièces (*en carton-pierre*) (2) 300

---

(1) Ces yeux sont faits avec une composition nouvelle , imitant beaucoup mieux
la nature que l'émail , qui ne se prête que difficilement à la reproduction fidèle de
la plupart des maladies. Après de longues recherches, je suis parvenu à obtenir
des membranes d'une transparence parfaite.

(2) Cette composition imite parfaitement la nature et la couleur des os ; les ligaments offrent à s'y méprendre l'aspect des ligaments naturels. Ces bassins ont
en outre l'avantage de pouvoir être reproduits autant de fois qu'on peut le désirer.

OVOLOGIE.

Ovologie des animaux, savoir : celle de l'Homme, du Singe, du Chat, du Chien, du Lapin, du Poulet, de la Tortue, du Crocodile, du Lézard, de la Couleuvre, de la Vipère, du Poisson, de l'Écrevisse, de la Limace, du Polype (*Hydre*), de l'Éponge.

(Cette collection n'étant pas encore achevée, on ne peut en déterminer le prix) (1).

Incubation de l'œuf du poulet : vingt-deux pièces présentant jour par jour les transformations successives, jusqu'à la naissance du poulet. . . . . 120 fr.

Poule se démontant pour montrer la grappe et la progression successive de l'œuf, jusqu'au moment du passage. 70

OSTÉOLOGIE HUMAINE ET COMPARÉE.

	FR.
Squelettes humains désarticulés.	de 40 à 60
Squelettes humains articulés, avec ou sans mouvement des pieds et des mains.	70 à 130
Squelettes humains montés à la Beauchêne.	500 à 600
Têtes naturelles avec la mâchoire articulée. . . .	10 à 18
Têtes désarticulées.	10 à 25
Têtes désarticulées, remontées à la Beauchêne (*les différentes pièces sont mobiles*)..	150 à 200
Têtes sciées en tous sens, montrant tous les sinus, avec la préparation de l'oreille interne et de l'oreille moyenne.	50
Têtes avec coupes horizontale et verticale..	18
Temporaux sculptés, pour montrer l'oreille interne et l'oreille moyenne (*les deux*).	20
14 temporaux sculptés, offrant chacun une coupe diffé-	

---

(1) L'ovologie de la limace, de l'hydre et de l'éponge sera exécutée d'après les résultats des recherches de M. Laurent, qui ont été couronnées par l'Académie des Sciences

rente de l'oreille : deux pièces présentant la préparation des FR.

nerfs et artères (*collection sous verre*) 150

Bassins avec ligaments naturels. 20

Bassins avec ligaments artificiels (1). 25

Mains et pieds articulés. . . . . • . . . . . 4 fr. (*pièce.*)

Mains et pieds montés à la Beauchêne. 12   (*id.*)

Squelettes de fœtus avec ligaments naturels, depuis l'embryon jus-

qu'au fœtus à terme (*collection de neuf pièces, chacune sous verre*). 144

Squelettes de fœtus désarticulés, chacun dans un cadre noir (*col-

lection de neuf*). 315

Têtes de fœtus. 4

Têtes de races. . . . .

Maladies des os. . . . .

Squelettes de mammifères, d'oiseaux, de poissons, de reptiles ;

têtes de toute espèces d'animaux.

Têtes de crodile, de tortue et quelques autres animaux, montées

à la Beauchêne. (Les os sont préalablement désarticulés et re-

montés à distance au moyen de cuivre, ce qui en facilite beau-

coup l'étude ; ces pièces sont montées sur un support et sous

verre) (2).

DENTITION.

Vingt-deux têtes préparées pour l'étude de la dentition humaine

depuis le fœtus jusqu'à l'homme âgé de quatre-vingts ans (*col-

lection sous verre*) : deux pièces offrant la préparation des veines,

artères et nerfs. 500

Quatre-vingt dix têtes sculptées pour l'étude de la dentition com-

---

(1) Ces ligaments imitent parfaitement les ligaments naturels, et les remplacent avantageusement, en ce qu'il ne conservent aucune odeur, désagrément qu'ont toujours les bassins avec ligaments naturels, si bien préparés qu'ils soient.

(2) Les objets d'anatomie comparée étant beaucoup trop nombreux pour que l'on puisse les énumérer tous, on en fait seulement ici mention pour mémoire.

Les personnes qui désireraient connaitre le prix de telle ou telle pièce sont priées d'en faire la demande par écrit, en adressant une note détaillée et bien explicite.

Il y a toujours un grand choix de squelettes et de têtes d'animaux rares.

parée, depuis l'homme jusqu'à l'insecte (*chaque pièce est montée* FR.
séparément sur tige en cuivre et socle noir*), la collection. . . . 1800
Arcades complètes de dents naturelles, isolées et remontées en
rapport.. 20
Têtes sculptées pour la démonstration de la première et de la
deuxième dentition. 20
Dents naturelles. . . . . "
Dents minérales. . . . . 22 fr. le cent.

PHRÉNOLOGIE.

FR.
Crânes naturels avec la topographie des docteurs Gall et Spurzheim. 20
Bustes en plâtre, de grandeur naturelle, avec la même topographie. 9
Bustes offrant d'un côté le cerveau découvert, avec les numéros cor-
respondant à la topographie de Spurzheim, indiqués de l'autre
côté. 9
Bustes demi-nature, avec les deux topographies(*Gall et Spurzheim*). 7
Bustes de petite grandeur. *id.* *id.* 5
Collection de têtes de races (*en plâtre*), dix-neuf pièces, à. . . . 5
Têtes des hommes célèbres dans les sciences, les arts, l'industrie,etc. 3fr.50
Crânes des grands criminels (*moulés sur nature*). 3 50

OBJETS DIVERS.

Peaux, montées et non montées, de mammifères, oiseaux, reptiles, etc
Pièces dans l'esprit de vin. Fœtus humains, fœtus d'animaux, ano-
malies, monstruosités, etc., etc.

Fabrique d'yeux en émail. Yeux humains, yeux d'animaux, quadru-
pèdes, oiseaux, poissons, etc., etc.

Nota. On se charge d'exécuter, sur commande, toute espèce de préparations
anatomiques, mais il est bien essentiel d'en donner le détail d'une manière claire et
précise.

Toutes les pièces en cire sont sous verre.

Les frais d'emballage sont en sus du prix des objets.

En faisant une commande, on est prié d'adresser les fonds, soit par les message-
ries, soit par un bon sur la poste ou sur un banquier de Paris.

9 782329 414041